AF232406

CONSIDÉRATIONS

SUR

LA PHTHISIE PULMONAIRE;

CONNUE VULGAIREMENT SOUS LE NOM *DE MALADIE DE POITRINE ;*

Présentées à l'Académie royale de médecine le 31 août 1825,

PAR P. PAPAREL, de Marvéjols (Lozère),

Docteur-Médecin de la Faculté de Paris; ex-Chirurgien externe des hôpitaux et hospices civils de la même ville, de l'hôtel-Dieu de Nîmes; ancien Elève de la Faculté de médecine de Montpellier; Membre de plusieurs Sociétés d'instruction médicale, etc.

Felix qui potuit rerum cognoscere causas!

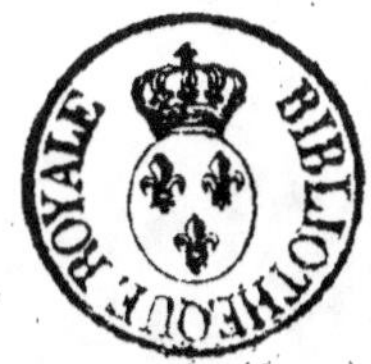

A PARIS,

DE L'IMPRIMERIE DE DIDOT LE JEUNE,

Imprimeur de la Faculté de Médecine, rue des Maçons-Sorbonne, n.° 13.

1825.

CONSIDÉRATIONS

SUR

LA PHTHISIE PULMONAIRE,

CONNUE VULGAIREMENT SOUS LE NOM DE MALADIE DE POITRINE.

Parmi le cortége immense de maladies qui assiègent l'espèce humaine, la phthisie pulmonaire est, sans contredit, une des plus affligeantes. Son prognostic est d'autant plus désespérant que, malgré les progrès de la science, on n'a pu encore trouver des armes assez fortes pour combattre victorieusement un si redoutable fléau. Dans tous les temps, un grand nombre de praticiens distingués ont fait leur étude presque exclusive de la phthisie : un mal si cruel, qui moissonne chaque année et dans tous les pays une si grande quantité de victimes, mérite bien, en effet, de fixer l'attention des physiologistes.

Qui ne croirait, au premier coup-d'œil, en voyant l'immense catalogue des traités de la phthisie, que le véritable caractère de cette affection ne soit bien determiné, que la méthode de traitement ne soit irrévocablement fixée ? Il n'en est cependant rien ; et l'observateur attentif, qui voudra acquérir des connaissances positives et un peu étendues sur cette matière , ne tardera pas à remarquer qu'il s'en faut de beaucoup que tous ces auteurs soient d'accord sur la nature de la phthisie , et sur les différentes espèces qu'ils doivent en admettre.

Les uns , trompés par les formes variées sous lesquelles cette affection se présente à son début , et prenant apparemment la cause pour l'effet , ont admis autant d'espèces de phthisie qu'il existe de causes capables de produire cette affection.

Les autres, se servant du secours de l'anatomie pathologique , ont restreint de beaucoup le nombre de ces variétés ; mais, ayant fait leurs observations sur des sujets qui avaient succombé dans des circonstances tout-à-fait différentes , et formant leur opinion sur l'état d'altération physique où ils trouvaient l'organe au moment de l'inspection anatomique, il leur est arrivé quelquefois de prendre deux degrés de la même lésion pour deux sortes de lésions , et par suite d'en faire deux espèces de maladies. C'est ainsi , par exemple , que les phthisies , granulée , tuberculeuse et ulcéreuse de Bayle , ne sont bien évidemment que trois degrés différens de la même altération.

Hippocrate définit la phthisie un ulcère incurable du poumon, suivi du dépérissement du corps , et accompagné d'une petite fièvre. Arétée fait consister cette maladie dans la toux et une expectoration purulente précédées d'un abcès développé dans les poumons par l'effet d'une cause externe. Morton la regarde comme une consomption de tout le corps , due à une tumeur , une inflammation et une ulcération , accompagnée dès son début de toux , de dyspnée et autres symptômes thoraciques de ce genre, jointe ensuite à une fièvre hectique , à la difficulté de respirer , au marasme et à un commencement d'expectoration purulente. M. Beaumes a plutôt amplifié la définition de Morton qu'il n'en a donné une nouvelle. M. Pinel fait consister la phthisie dans un amaigrissement et une faiblesse du corps accompagnés de toux , de fièvre hectique, de difficulté de respirer, de marasme et d'un commencement d'expectoration purulente. On doit nommer *phthisie pulmonaire* , selon Bayle , toute lésion du poumon qui, livrée à elle-même, produit une désorganisation progressive de ce viscère, à la suite de laquelle survient son ulcération, et enfin la mort.

Les signes sur lesquels ces auteurs, et grand nombre d'autres que je m'abstiens de citer, basent leur diagnostic sont tout-à-fait équivoques ; aucun n'est tellement sûr qu'il ne puisse manquer, pas même la toux, ce symptôme si fréquent. Morgagni en cite des exemples. D'ailleurs un si grand nombre de maladies, telles que les affections de l'estomac, du foie, des reins, etc., peuvent la déterminer. Comment pourrait-elle être un caractère distinctif de la phthisie pulmonaire ? Il en est de même pour la difficulté de respirer : ce symptôme est aussi vague que peu constant. Il se remarque dans les affections du cœur et de ses gros vaisseaux, le tissu pulmonaire étant intact ; dans les affections nerveuses, telles que l'hystérie, l'hypochondrie, etc. Enfin, comme le remarque M. Portal, la dyspnée manque suivant l'endroit du poumon qui est affecté ; elle manque quand le siége du mal est éloigné des voies respiratoires ; elle existe, au contraire, quand il en est rapproché.

Pour ce qui est de l'expectoration purulente, bien qu'elle soit assez constante dans la phthisie avancée, elle n'en est pas toutefois un symptôme caractéristique ; car on a vu mourir des phthisiques qui n'avaient jamais expectoré du pus, quoique la poitrine fût inondée de ce liquide, et l'on a vu des sujets en expectorer quoique exempts de cette maladie. L'excavation tuberculeuse, ne communiquant point avec les bronches, rend raison du premier cas, et un catarrhe chronique explique facilement le second. Enfin, pour ce qui est relatif à l'hémoptysie, sur laquelle Aétius et M. Beaumes ont tant insisté, il est vrai qu'elle précède souvent la phthisie, dont elle est une cause assez commune ; mais on ne peut la regarder comme un signe certain de cette maladie commençante, car on l'a vue souvent se déclarer à la fin, et ne précéder la mort que de quelques jours, et il n'est pas non plus difficile de la trouver chez des sujets qui jouissent d'une bonne santé d'ailleurs, et qui ne paraissent avoir aucune prédisposition à la phthisie.

N'est-il pas évident, d'après ce court exposé, que toutes ces défi-
nitions sont inadmissibles et incapables de remplir le but qu'on s'est
proposé ? Je sais qu'un auteur moderne, celui qui a fait le plus de
recherches et répandu le plus de jour sur la maladie dont je m'oc-
cupe, n'a voulu conserver le nom de *phthisie pulmonaire* qu'aux scro-
phules des poumons, c'est-à-dire, dans le langage que je voudrais
que l'on adoptât, aux ulcérations du système lymphatique pulmonaire ; mais il me paraît qu'il n'y a pas plus de raison pour conserver
exclusivement ce nom à cet ordre d'affection qu'aux autres, puisque
celles-ci peuvent déterminer également l'altération pathologique de
l'organe, l'épuisement des forces, la fièvre lente, le marasme et la
mort, caractères assignés par tous les auteurs, et avec raison, à la
phthisie. Que signifie, en effet, le nom de *phthisie pulmonaire*, si ce
n'est *amaigrissement, consomption*, etc., occasionnés par une maladie du poumon, de quelque nature qu'elle soit ? Il est impossible d'y
faire la plus petite exception, la moindre restriction, sans que cette
dénomination ne devienne vicieuse aux yeux même de ceux qui l'ont
adoptée, et qui voudront l'examiner avec impartialité. D'où vient
donc cette diversité d'opinions, cette discordance d'idées chez tous
ces écrivains ? C'est que tous ont voulu caractériser une maladie qui
réellement n'existe pas, du moins comme ils l'entendent ; c'est qu'aucun d'eux n'a probablement réfléchi que les altérations qu'il a voulu
désigner sous le nom universel de *phthisie* étaient non-seulement es-
sentiellement différentes, mais pouvaient encore se trouver dans d'autres organes que les poumons, dans le cerveau, dans le foie, dans le
mésentère, enfin dans tous les organes où il existe un grand nombre
de vaisseaux lymphatiques.

D'après ces diverses considérations, je pense qu'il faudrait bannir
ce mot de la science, comme impropre et pouvant donner une fausse
idée de la nature des affections de l'organe de la respiration, et le
remplacer par d'autres plus conformes au siége intime et au véritable
caractère de ces altérations. La médecine est arrivée aujourd'hui, pour
beaucoup de maladies, au même point où était la chimie il y a quel-

ques années ; elle a besoin d'une nouvelle nomenclature conforme à leur nature. Qu'elle devienne bientôt l'ouvrage de quelque génie privilégié ! ! !

C'est surtout dans l'étude de la phthisie tuberculeuse ou scrophuleuse des auteurs qu'il me semble que l'on devra sentir l'exactitude de ce que je viens d'avancer. Rien n'est assurément plus exact, comme je le ferai voir plus bas, que la description que l'on trouve des différens degrés de développement des tubercules dans les observations publiées par le savant auteur de l'Auscultation médiate : je crois qu'il est impossible de tracer avec plus de soin et d'habileté le tableau du poumon ravagé par ce terrible fléau. Mais n'est-il pas facile de s'apercevoir que ces descriptions, toutes parfaites qu'elles sont, d'une lésion organique parvenue à un état tout-à-fait au-dessus des ressources de l'art, ne font nullement connaître l'origine du désordre ? L'esprit ne pressent-il pas qu'il a dû exister un état pathologique du poumon antérieur à celui décrit par les auteurs, et que c'est la terminaison pathologique de la maladie elle-même dont ils nous tracent l'histoire ? Il répugne trop à la raison de penser que des tubercules ont pu se développer tout à coup dans l'intérieur d'un organe.

Enfin, parmi une si grande variété d'opinions, quelle est celle qu'adoptera, sans crainte de se tromper, l'homme qui recherche la vérité ? Cependant, guidé par les nombreuses remarques que j'ai eu occasion de faire, soit dans les amphithéâtres, soit dans les hôpitaux aux lits des malades, je crois pouvoir assurer que la meilleure définition qui ait encore été donnée de la phthisie est celle décrite par M. le professeur Laennec. Quoique je regarde la définition de ce dernier comme la meilleure, en ce qu'elle spécifie d'une manière toute particulière la lésion organique du poumon, qui a constamment lieu dans cette maladie, je ne la crois pas cependant, comme je l'ai déjà avancé, assez complète pour nous faire entendre toute l'idée renfermée et conservée au mot *phthisie,* qui, comme chacun sait, dérive du mot grec φθος, φθισις, de φθιναι, *je consume, je corromps.* D'après cette étymologie, il paraît que la consomption, ou émaciation fébrile du corps , causée par une affection tuberculeuse pulmonaire , suppurée ou non suppurée , doit être énoncée dans la définition de la phthisie. Cette affection tuberculeuse , à un certain degré , développe un état fébrile qui consume les sujets, et cette consomption , liée à une fièvre lente , liée elle-même à l'affection tuberculeuse , constitue la phthisie pulmonaire, que je crois pouvoir définir une consomption ou émaciation fébrile et successive du corps causée par une dégénérescence tuberculeuse latente ou évidente des poumons, sans ou avec expectoration , retenue ou expectorée, et trouvant un signe pathognomonique dans le rhoncus caverneux ou la pectoriloquie.

L'existence des tubercules dans les poumons constituant le caractère anatomique de la phthisie pulmonaire, nous allons tracer la marche de leur développement, suivant la savante description qu'en a faite M. le professeur Laennec.

Les tubercules se développent sous la forme de petits grains demi-transparens, quelquefois même diaphanes, et presque incolores. Leur grosseur varie depuis celle d'un grain de millet jusqu'à celle d'un grain de chenevis. En cet état, on peut les nommer *tubercules miliaires*. Ces grains grossissent, deviennent jaunâtres et opaques, d'abord au centre, et successivement dans toute leur étendue. Les plus voisins se réunissent en se développant, forment alors des masses plus ou moins considérables d'un jaune pâle , opaque, d'une densité analogue à celle des fromages les plus fermes ; on les nomme alors *tubercules crus*. C'est ordinairement vers cette époque du développement des tubercules que le tissu pulmonaire , jusqu'alors sain , commence à devenir dur, grisâtre et demi-transparent autour des tubercules , par une nouvelle production tuberculeuse au premier degré ou demi-transparente , qui s'infiltre dans sa substance. Quelquefois des masses tuberculeuses d'un grand volume se forment par suite d'une semblable imprégnation ou infiltration , et sans développement préalable de tubercules miliaires. Le tissu pulmonaire ainsi engorgé est dense, humide , tout-à-fait imperméable à l'air, et lorsqu'on le coupe , les incisions présentent une surface lisse et polie.

A mesure que ces indurations passent à l'état de tubercules crus, on y voit s'y développer une multitude de petits points jaunes et opaques qui, en se multipliant et en grossissant, finissent par envahir la totalité de la partie endurcie. De quelque manière que ces tubercules se soient formés, ils finissent, au bout d'un temps plus ou moins long, et dont la durée paraît très-variable, par se ramollir et se liquéfier. Ce ramollissement commence vers le centre de chaque masse, qui de jour en jour devient plus molle et plus humide, jusqu'à ce que ce ramollissement ait gagné la circonférence et soit devenu complet. Dans cet état, la matière tuberculeuse peut se présenter sous deux formes différentes ; tantôt elle ressemble à un pus épais, mais inodore, et plus jaune que les tubercules crus ; tantôt elle est séparée en deux parties, l'une très-liquide, plus ou moins transparente et incolore, l'autre opaque et de consistance de fromage mou. Dans cet état, qui se rencontre principalement chez les sujets scrophuleux, elle ressemble souvent tout-à-fait à du petit-lait dans lequel nageraient des fragmens de matière caseuse. Lorsque la matière tuberculeuse est complètement ramollie, elle s'ouvre un passage dans quelques-uns des tuyaux bronchiques les plus voisins. Cette ouverture reste fistuleuse même après l'évacuation de la matière tuberculeuse.

A mesure qu'une excavation commence à se vider, ses parois se recouvrent d'une fausse membrane mince, égale, presque entièrement opaque, d'une consistance assez molle, presque friable, qu'on enlève facilement. Elle tapisse toute l'excavation. Quelquefois cette membrane n'existe pas, et les parois de l'excavation sont formées par le tissu pulmonaire endurci, rouge, et infiltré de matière tuberculeuse à divers degrés de développement. Quelquefois aussi cette membrane existe avant que les tubercules soient ramollis et en suppuration, et cette modification constitue les tubercules enkystés. Ainsi, dans leur développement successif, ces tubercules peuvent se présenter à cinq degrés différens, 1.° à l'état de granulations grises ou incolores et demi-transparentes ; 2.° à celui de tubercules gris, plus volumineux, et déjà jaunes et opaques au centre ; 3.° à celui de tubercules jaunes et opa ues , mais encore fermes ; 4.° à celui de tubercules ramollis , surtout vers le centre ; 5.° enfin à celui d'excavations plus ou moins vides. Du reste , tous les auteurs sont d'accord que c'est dans les vaisseaux lymphatiques ou séreux du poumon qu'ils se développent d'abord , et que ce n'est que graduellement qu'ils envahissent les autres élémens organiques de ce viscère , ou mieux , qu'ils les détruisent par suite de leur développement. Sans vouloir chercher la cause de ce développement des tubercules , puisque cette question a été agitée par des médecins du plus grand mérite , sans qu'elle paraisse encore entièrement résolue , je vais m'occuper des causes prédisposantes , occasionnelles et déterminantes qui les provoquent , et des phénomènes extérieurs ou symptômes qui les accompagnent , et par lesquels on peut reconnaître leur existence.

Causes prédisposantes. Bien que l'enfant dans le sein de sa mère , et le vieillard dans le dernier degré de la décrépitude , soient exposés à la phthisie , qui, d'après le relevé de Sydenham , et, après lui, de Bayle , enlève le cinquième des individus , elle attaque cependant de préférence les sujets de dix-huit à trente-cinq ans , la poitrine étant , à cette époque de la vie , devenue le foyer de l'énergie vitale , le centre des efforts du système générateur , et dès-lors plus impressionnable aux agens extérieurs. Les femmes y sont plus exposées que les hommes , surtout celles qui habitent les grandes villes , et qui vivent soit dans une profonde misère , soit au sein de l'oisiveté , des voluptés et des plaisirs , toutes circonstances qui rendent plus difficile la première éruption des règles , entravent leur marche , si elles sont déclarées , et produisent vers le poumon une dérivation toujours terrible; et parmi les hommes qui y succombent , le plus grand nombre , par ses habitudes et sa constitution , se rapprochent de la femme.

Quant aux professions , les chimistes , les doreurs sur métaux , les plâtriers , les boulangers , les cordonniers , les tailleurs , les tisserands , et , en général , tous ceux qui exercent une pression plus ou moins forte sur l'organe pulmonaire , les avocats , les chanteurs publics , etc.

Les uns, parce que sans cesse ils se trouvent exposés à une émanation malfaisante ; les autres, à cause des grands efforts que font continuellement les muscles pectoraux et ceux des extrémités thoraciques. Ceux-ci doivent en accuser la pression permanente que, dans la flexion en avant qu'exige leur état, ils exercent sur la poitrine ; ceux-là ne doivent l'attribuer qu'à l'exercice trop long-temps continué de la voix. Tous ces cas finissent par amener des toux, des hémoptysies, accidens qui bientôt sont suivis de l'affaiblissement de l'organe pulmonaire, et dès-lors le mettent hors d'état de pouvoir réagir contre les maladies qui viennent l'assaillir.

Causes occasionnelles. On met au rang des causes occasionnelles les mariages prématurés, l'abus des liqueurs alcoholiques, l'intempérance dans les plaisirs de la table, des évacuations excessives long-temps prolongées, l'onanisme souvent répété dans un âge encore tendre, la suppression de quelque exutoire ancien, tels que séton, ulcère, etc., des coups, des chutes sur le thorax, des rhumes habituels, etc., etc., etc.

Hérédité, contagion. Pendant long-temps on a agité la question de savoir si la phthisie était héréditaire et contagieuse. Maintenant la plupart des médecins, considérant qu'elle attaque des familles entières, que souvent elle épargne une génération issue de parens phthisiques pour engloutir la suivante ; qu'elle se manifeste de préférence aux âges où les parens ont dejà succombé ; que d'ailleurs une mère phthisique donne ordinairement naissance à un enfant phthisique comme elle, s'accordent à en reconnaître l'hérédité. *Je pense que la phthisie n'est, dans ce cas, que le résultat de l'amaigrissement de l'organe, et que l'enfant n'en apporte nullement le germe.*

Il n'en est pas de même de la contagion, qui, si elle a trouvé des partisans, a aussi trouvé un grand nombre de detracteurs, surtout parmi les modernes.

Signes qui dénotent une prédisposition.

Ces signes se tirent des facultés physiques , intellectuelles et morales.

Facultés physiques. Les sujets qui sont menacés de la phthisie ont les cheveux blonds, les yeux blancs ou bleus , la pupille dilatée, les pommettes et les lèvres colorées , les dents d'une blancheur extraordinaire ; écartées les unes des autres , la figure imberbe , surtout au menton ; le son de la voix flexible, mais surtout aigu ; la peau fine et délicate, le cou allongé, la poitrine rétrécie et contrefaite , maigre en comparaison des autres parties du corps ; le sein, chez la femme, est peu développé ; les muscles thoraciques sont sans énergie , les omoplates élevées en ailes de chauves-souris ; la taille est élancée, l'accroissement prématuré , le dos légèrement voûté, les doigts sont minces et effilés, les mains continuellement suantes ; ils éprouvent de fréquentes bouffées de chaleur,qui se concentrent dans la poitrine ; des saignemens de nez abondans , des éternuemens souvent répétés ; leur pouls est fréquent, leur respiration courte et accélérée par le moindre mouvement un peu violent; enfin ils toussent facilement, surtout le matin , et rendent des crachats salés , quelquefois parsemés de points noirs que fournissent les bronches, mais qui sont aussi le plus souvent douceâtres.

Facultés intellectuelles. Un des signes les plus ordinaires et le plus frappant est une vivacité étonnante ; ils jouissent d'une susceptibilité nerveuse très-grande, s'affligent promptement, et oublient aussi facilement leur chagrin , portent toutes les choses à l'extrême ; du reste, ils sont doués d'une mémoire heureuse , d'une imagination vive ; et, dans la première enfance , ils l'emportent déjà sur leurs petits camarades par leurs progrès et leurs réparties spirituelles.

Facultés morales. Enclins à toutes espèces de penchans vicieux dans l'enfance, il se livrent avec excès à la masturbation, et, à l'époque de la virilité, à la copulation avec délire ; ils se plaisent dans les lieux de débauche et aiment les orgies ; ils sont sujets aux frayeurs nocturnes, et incapables de se livrer à des méditations profondes, au travail continuel du cabinet, sans éprouver bientôt du malaise et des indispositions ; ils sont légers et inconstans ; la moindre opposition les irrite et les aigrit.

Ainsi le médecin qui verra réuni dans un même individu un plus ou moins grand nombre de ces symptômes pourra présumer qu'il peut tôt ou tard être atteint de la pulmonie, surtout si déjà certains membres de sa famille y ont succombé.

Marche de la phthisie. Tous les auteurs reconnaissent trois périodes dans la marche de la phthisie. Quoique cette distinction s'observe rarement au lit des malades, cependant je m'y conformerai.

La *première période* se manifeste par le vice de la digestion, par des vomissemens glaireux par intervalles, bouffissure du ventre..., odeur acide de la transpiration, pouls intermittent, pâleur de la face et du front....., débilité habituelle, douleur gravative des lombes.

Deuxième période. A cet état, qui peut durer plusieurs semaines, quelquefois des années, viennent se joindre un rhume survenu sous la plus légère influence, une fièvre assez intense. Cette fièvre offre des redoublemens le soir, et une intermittence sur le matin ; elle est suivie d'une moiteur gluante, plus abondante au front, au cou, à la partie inférieure de la poitrine, sur le sternum, que partout ailleurs. Cette rémission se prolonge jusque vers le milieu du jour ; alors reparaît un nouvel accès qui suit la même marche que celui qui l'a précédé, et devient d'autant plus long que le malade s'approche davantage de son terme. Il rend des crachats blancs , et quelquefois remplis de stries sanguinolentes , demi-purulens , verdâtres ; une douleur gravative se fait sentir sur le sternum après chaque respiration ; l'appétit se déprave, une soif inextinguible brûle et tourmente le malade , la maigreur s'accroît rapidement , la diarrhée se déclare , la troisième période commence.

Troisième période. La diarrhée peut néanmoins manquer; alors elle est remplacée par une constipation opiniâtre , qui de temps à autre est suivie de déjections alvines très-abondantes ; les cheveux tombent , la voix s'éteint ; les yeux, mornes et larmoyans , sont enfoncés dans leurs orbites, les ongles se recourbent, les facultés intellectuelles s'éteignent, la dernière heure sonne : alors , au moment où la diarrhée s'arrête, où la toux disparaît, signes avant-coureurs d'une destruction prochaine , le pulmonique, qui se croit sauvé , rêve de chimériques espérances. Assis sur le bord de sa tombe , il forme des projets pour des temps éloignés, et la mort vient le frapper sans pitié au milieu de toutes ses illusions ! ! !

Durée de la phthisie. Quelquefois elle parcourt ses périodes d'une manière très-lente; néanmoins on l'a vue tuer en quelques jours celui qui en était atteint. Certaines affections , quand elles se déclarent , peuvent la prolonger indéfiniment , les fistules à l'anus , par exemple , etc. , etc. : ce sont des émonctoires qu'il faut bien se garder de guérir ; la nature d'ailleurs s'y oppose le plus souvent.

Prognostic. Le prognostic qu'on peut porter sur la phthisie est toujours fâcheux ; et nonobstant quelques cas rares , où l'on a vu revenir à la santé des malades qui depuis un certain temps rendaient par les crachats un pus provenant du poumon ; nonobstant en outre l'histoire de ce jeune homme rapportée par Beaumes, le-

quel eut l'agréable surprise de se voir parfaitement guéri par suite
d'une syphilis gagnée avec ces conquêtes si faciles qui fourmillent
dans les rues des grandes villes, je crois qu'on doit la regarder comme
nécessairement mortelle.

Diagnostic. J'ai déjà fait voir combien il était difficile de baser
le diagnostic de cette maladie, et combien étaient faux, ou du
moins équivoques, les signes sur lesquels la plupart des auteurs l'ont
basé. Cependant, grâces à M. Laennec, le stéthoscope nous pré-
servera de semblables méprises. Par le moyen de ce cylindre, appli-
qué sur divers points du thorax, on observe, pour la phthisie, l'absence de la respiration correspondante aux endroits où se trouvent les
tubercules encore crus, et à un son mat fourni par la percussion ;
pour la pleurésie, l'œgophonie accompagnée d'un son mat aux endroits qui sont de niveau avec le liquide épanché, et d'un son clair
au-dessus du lieu où s'est arrêtée la sérosité ; pour la péripneumonie,
le râle crépitant ; pour le catarrhe, le râle sonore.

Dans les dernières périodes de ces diverses maladies, les signes
ont totalement changé. La pectoriloquie a remplacé l'absence de
la respiration, laquelle se fait facilement entendre dans toute l'é-
tendue des cavités tuberculeuses ; le son de la poitrine est devenu
clair ; le tintement métallique, le râle muqueux très-souvent se déclarent, la phthisie est enfin manifeste. La péripneumonie est accompagnée de l'absence totale du murmure produit par la respiration, laquelle, dans les parties saines, est devenue puérile. Le catarrhe
présente le râle muqueux dans une étendue d'autant plus grande
que l'inflammation embrasse plus de parties ; il n'y a ni pectoriloquie, ni absence de la respiration pectorale. Enfin l'œgophonie,
qui est signe de la pleurésie, a disparu ; le son mat est dans toute
l'épaisseur de la poitrine.

3

Traitement.

Celui qui prétendrait donner des règles sûres pour le traitement curatif de la phthisie , pris dans toute son acception , commettrait une erreur impardonnable , qui donnerait une bien mince idée de ses connaissances en physiologie et en pathologie. Je veux parler ici de la phthisie parvenue à sa deuxième ou troisième période ; car on peut la combattre quelquefois victorieusement lorsqu'elle parcourt encore sa première période ; mais malheureusement ce fléau fait des victimes avec d'autant plus de sûreté que son premier degré s'accompagne rarement de symptômes assez graves pour éveiller des craintes, et que jusqu'ici l'art n'a pu découvrir des moyens propres à la combattre fructueusement une fois qu'elle s'est déclarée.

Traitement préservatif.

Un individu qui présente tous les symptômes ou une grande partie des symptômes que nous avons énoncés en parlant des signes qui dénotent une prédisposition à la phthisie doit être considéré comme une victime assurée de cette maladie cruelle, si l'on ne le soumet promptement à un traitement sous l'influence duquel il puisse échapper à un ennemi si redoutable. En conséquence, on commencera par lui faire respirer un air doux ; un air lourd surcharge les poumons, rend la respiration difficile , et trouble la circulation. Un air rare rend la respiration haletante et la circulation accélérée ; les fluides et les solides prennent de l'expansion , et le sang s'échappe à travers les vaisseaux pulmonaires. Si l'on soupçonne déjà l'existence des tubercules , et si le malade est aisé , on lui fera respirer l'air du midi de la France , où on l'enverra sous le beau ciel de l'Italie. On prescrira l'usage des flanelles sur la peau , afin de déterminer par un frottement continuel l'afflux des fluides du centre à la circonférence. On proscrira tous les habits étroits , et les ligatures , qui étreignent les parties , gênent les mouvemens, et troublent la circulation. Personne n'ignore les graves inconvéniens qui ont été reprochés aux corps de baleine et autres ligatures. en usage dans l'habillement des femmes et des enfans. On ne doit pas né-gliger les bains de siége à une douce température , les pédiluves sinapisés souvent répétés. On doit surtout insister sur les bains de vapeurs , si l'on a lieu de soupçonner une humeur rhumatismale qui se soit portée métastatiquement sur l'organe pulmonaire. On proscrira tous les alimens de haut goût , les viandes salées , épicées , indi-gestes , généralement toutes les substances animales; les liqueurs al-coholiques. On soumettra le malade à un régime lacté , coupé avec une légère décoction de plantes aromatiques , pour en faciliter la digestion, telles que le thé , le café , etc. On aura soin d'entretenir la liberté du vente , s'il y a constipation (non pas avec le remède du charlatan *Leroi*). Ce remède peut soulager, il est vrai , momen-tanément un phthisique ; mais malheureusement pour lui les sym-ptômes de la phthisie reparaissent plus marqués qu'auparavant , et la maladie marche rapidement vers son terme. Pauvre humanité ! que de causes destructives conspirent contre ton éphémère existence ! On emploiera à cet effet les minoratifs les plus doux , tels que la manne , les follicules de séné , etc. On prescrira quelques légères décoctions d'orge, dans lesquelles on fera dissoudre trois ou quatre gros de nitrate de potasse pour arrêter les progrès de l'hémoptysie , si elle venait à se déclarer. On établira un exutoire, si le sujet n'est pas trop irritable. S'il y a suppression de quelque évacuation , on tâchera de la rappeler par des moyens appropriés ; s'il y a sup-pression d'une épistaxis, on aura recours aux saignées ; si c'est la suppression des menstrues chez une femme , on cherchera à les réta-blir par les pédiluves chauds , les sangsues , les saignées du pied , enfin par toutes sortes d'emménagogues.

L'épistaxis et le flux hémorrhoïdal périodiques , les saignées et les purgations habituelles , les suppurations anciennes exigent les plus grandes attentions. On doit favoriser les unes , et ne point interrompre les autres , à moins que quelques circonstances nouvelles ne les réprouvent.

Le malade ne se livrera qu'à des exercices modérés , ne dormira , autant que possible, que sept à huit heures par jour.

Les sensations ayant des relations directes avec le moral , qu'elles concourent à perfectionner, et avec le physique , qu'elles tendent à conserver, le malade tâchera de n'en avoir que de douces : en conséquence , il évitera toutes les passions fortes capables de rompre l'équilibre et d'accélérer la circulation.

Traitement palliatif.

Lorsque la phthisie a parcouru sa première période sans opposition, qu'elle est arrivée à sa deuxième ou à sa troisième , les ressources de l'art deviennent absolument vaines , et le traitement le mieux combiné et le plus sage reste sans fruit entre les mains de l'homme de l'art affligé. Au troisième degré , le désordre est des plus affreux , les sueurs nocturnes , le dévoîement colliquatif tourmentent le malade , et le réduisent au dernier degré de marasme. Dans cette déplorable position , il repousse la vie et redoute la mort. Le même traitement que dans la deuxième période est encore suivi ici ; il est accompagné des cordiaux de toute espèce. Le diascordium , la thériaque sont employés pour relever les forces épuisées , et arrêter ou diminuer les sueurs , le dévoiement, etc. L'eau de gomme, les potions gommeuses, le kermès, le polygala oxymel, etc., sont employés seulement pour aider le malade à expectorer avec moins d'effort le pus qui inonde la poitrine. Enfin le calme renaît , comme je l'ai déjà dit, le malade se croit hors de danger, et c'est précisément alors qu'il est sérieusement délivré de tous ses maux ; il rit, il n'est plus ! ! !

Autopsie d'un sujet qui offrit une phthisie pulmonaire coexistant avec une phthisie rénale.

Le nommé Durand, soldat réformé, d'une constitution moyenne, entra à l'hôpital de la Charité vers le commencement du mois de juin dernier. Il fut placé dans la salle de clinique sous la direction de M. Cayol. Son entrée à l'hôpital, avait pour but de se faire soigner d'une fistule qu'il portait au périnée depuis quelques mois. Il resta à peu près quinze jours à l'hôpital sans présenter d'autres symptômes que ceux qui peuvent résulter de la maladie dont il était atteint. A cette époque, il se plaignit de douleurs vagues de poitrine, avec une légère toux, qui ne tarda pas à prendre de l'accroissement, avec une expectoration purulente abondante ; l'amaigrissement était déjà considérable. Le malade ayant été interrogé sur les antécédens de sa maladie, il fut reconnu qu'il avait été affecté de fréquentes hémoptysies en Espagne. Ayant procédé à l'auscultation de la poitrine, on rencontra plusieurs cavités dans quelques points de l'organe pulmonaire. La maladie parcourut rapidement ses périodes. Le malade succomba le 23 août 1825, et voici le résultat de l'ouverture de son corps.

Le poumon droit, dans toute l'étendue de sa surface, était adhérent à la plèvre costale par un tissu cellulaire dense. Nous rencontrâmes dans ce poumon un grand nombre de petites excavations, dont la plus grosse aurait pu contenir une noisette. Tout le lobe supérieur de ce poumon était parsemé de tubercules miliaires à différens degrés de ramollissement, tout-à-fait imperméable à l'air. Le poumon gauche, comme le poumon droit, adhérait au moyen de fausses membranes. Nous rencontrâmes dans le lobe supérieur de ce poumon une excavation pouvant contenir un œuf de poule, et remplie d'un pus jaune très-abondant ; du reste, ce poumon était crépitant, et paraissait perméable à l'air, contenant moins de tubercules miliaires.

Le rein gauche ne présentait aucune altération pathologique. Le rein droit contenait des tubercules dans sa substance corticale. Il fut facile de constater que la phthisie rénale coexistait avec la phthisie pulmonaire. Cependant les tubercules ne communiquant point dans le bassinet, on ne pouvait pas attribuer à cela la quantité d'urines purulentes que rendait le malade. Nous rencontrâmes des tubercules sous la membrane muqueuse de la vessie, qui était épaisse, grisâtre, telle qu'on la trouve toujours dans l'état de catarrhe chronique. Dans cet état, elle sécrète du pus ; la prostate était entièrement dégénérée. On y apercevait de vrais tubercules développés dans son tissu. Nous rencontrâmes pareillement des tubercules dans les membranes muqueuses des intestins, avec des ulcérations.

HIPPOCRATIS APHORISMI

(*edente* Pariset).

I.

Si capilli decidant phthisicis, lethale.

I I.

In morbis acutis delirium, malum.

III.

Lac phthisicis confert.